AF233237

PUBLICATIONS DU *PROGRÈS MÉDICAL*

DE

L'ÉPITHÉLIOMA TÉRÉBRANT

DU

MAXILLAIRE SUPÉRIEUR

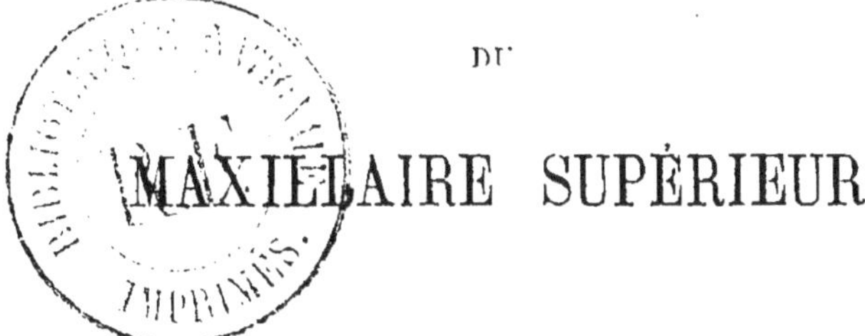

PAR

Le Dr P. RECLUS

Interne des hôpitaux

PARIS

Aux bureaux du PROGRÈS MÉDICAL   A. DUVAL, libraire-éditeur
6, rue des Écoles, 6.   6, Rue des Écoles. 6.

1876

DE

L'ÉPITHÉLIOMA TÉRÉBRANT

DU

MAXILLAIRE SUPÉRIEUR

Parmi les nombreuses variétés de tumeurs épithéliales qui ont le maxillaire pour siége, il en est une que les auteurs ne paraissent pas avoir décrite. Elle est caractérisée par une cavité profonde, creusée dans l'épaisseur de l'os et tapissée de bourgeons que l'examen histologique nous montre formés de globes épithéliaux. Un pareil silence ne s'explique guère, car cet épithélioma ne semble pas rare et bien que son attention ne soit attirée sur ce point que depuis un an à peine M. Verneuil, à qui nous devons l'idée de ce travail, en a déjà rencontré deux cas.

Dans les deux observations le mode de début est le même : des douleurs surviennent qui sont prises par le malade et par le médecin pour des névralgies dentaires. D'abord assez espacés les accès se multiplient bientôt ; puis les dents se carient et s'ébranlent ; elles tombent ou on les arrache mais l'alvéole ne se cicatrise pas ; son périoste végète, devient fongueux et forme une cavité dont la surface est toujours baignée de liquide sanieux et de pus.

Lorsqu'on écarte les bourgeons avec un stylet, du sang ou du pus s'écoule aussitôt et l'instrument pénètre dans une cavité qui mesurait, dans nos deux cas, plus de quatre centimètres de profondeur ; le stylet s'y meut à son aise ; nulle part il ne sent l'os à nu et les parois sont recouvertes d'une membrane tomenteuse et semblable aux fongosités qui font saillie autour de l'alvéole. L'ulcération bourgeonnante du rebord alvéolaire n'est donc, en définitive, qu'un orifice fistuleux ; la lésion principale est plus profonde et s'étend fort loin dans le maxillaire.

Aussi ce que le chirurgien peut voir de la tumeur ne saurait, tout d'abord, lui en révéler la gravité ; les fongosités, dans nos deux cas nettement circonscrites à l'espace qu'occupaient autrefois les trois grosses molaires gauches, éveillaient bien plutôt l'idée d'une périostite chronique avec nécrose partielle et séquestres. Cependant leur persistance et la rapidité de la reproduction, leur tendance aux hémorrhagies et l'abondante sécrétion de matière ichoreuse inspirèrent bientôt des craintes que vint confirmer l'examen des débris entraînés par le pus ou enlevés d'un coup de ciseaux sur les lèvres de la fistule. On put en effet y constater l'existence des globes épidermiques caractéristiques des épithéliomas.

La douleur était violente dans une de nos observations ; elle revenait par accès nocturnes pour la plupart et avec une intensité telle que la malade réclama par trois fois une nouvelle opération ; dans le second cas pas de souffrances ; d'anciennes névralgies avaient même disparu et le malade n'accusait guère qu'une sensation pénible provoquée à certains moments par la rétention du pus. L'écoulement du pus est au contraire un symptôme constant ; par l'orifice alvéolaire suinte d'une manière incessante un liquide dont l'aspect d'ailleurs change fréquemment. Parfois — et surtout au début ou après une exploration — c'est du sang presque pur et assez abondant pour constituer une sérieuse hémorrhagie ; puis il s'altère, devient brunâtre et fétide ; il se strie de pus et charrie les détritus des fongosités pariétales sphacélées. Ces diverses substances se mêlent à la salive ; en fort peu de temps la bouche se remplirait si le malade ne crachait sans cesse et cette expuition constante le fatigue souvent au point d'empêcher le sommeil.

La gravité de ces épithéliomes nous semble exceptionnelle ; leur marche est, en effet, très-rapide et la tumeur pousse ses prolongements dans toutes les directions. En moins de deux mois et demi, trois opérations furent pratiquées sur le premier de nos malades : les récidives étaient presqu'immédiates. Nous n'avons observé le second que quelques jours et les ganglions de la région carotidienne se sont engorgés sous nos yeux. Nous n'avons pu assister au développement de la tumeur et la voir, comme dans le premier cas, franchir les limites de sa cavité primitive, soulever les téguments de la joue et se propager vers l'orbite et la base du crâne.

Tel est l'aspect que présente notre épithélioma cavitaire ; nous en avons résumé les traits principaux d'après deux observations dont l'une seulement nous est personnelle. Nous l'avons recueillie dans le service de M. le professeur Verneuil, notre maître actuel. La seconde également recueillie dans le service de M. Verneuil, mais l'année précédente, a déjà été publiée dans la thèse de M. Jacquelin : elle est fort longue, aussi l'avons-nous abrégée surtout dans ses détails opératoires. Voici d'ailleurs ces deux observations.

OBSERVATION I. — *Epithélioma cavitaire du maxillaire supérieur. — Date incertaine du début. — Extractions de chicots anciens ; écoulement immédiat d'une grande quantité de sang et persistance d'une ouverture par où suinte le pus d'une manière incessante. — Existence d'une vaste cavité tapissée de bourgeons épithéliaux. — Engorgement des ganglions carotidiens.* (Observation personnelle).

Chevillot, maréchal des logis en retraite, âgé de 69 ans. Il habite les Vosges qu'il a momentanément quittées dans les premiers jours du mois de juin 1876, pour venir consulter un chirurgien de Paris. — Il s'adresse à M. Verneuil.

C'est un homme de vigoureuse apparence : Une variole bénigne à 10 ans, de rares douleurs rhumatismales et une bronchite qui lui a laissé un léger degré d'emphysème constituent en entier le bilan de ses maladies antérieures. Sa mère est morte en couche à 42 ans; à 58 , son père était emporté par une pustule maligne; sa sœur vit encore; elle est maintenant âgée de 71 ans; elle fut atteinte, il y a neuf ans, d'un cancroïde de la racine du nez dont elle a été opérée; il n'y a pas eu de récidive.

Le malade vient consulter M. Verneuil pour une ulcération du rebord alvéolaire gauche, au niveau des trois grosses molaires. Cette ulcération détermine une abondante suppuration; aussi l'expuition doit-elle être continue, ce qui trouble le sommeil et, souvent le rend impossible. Vers l'âge de 14 ans, notre malade ressentit quelques accès de névralgie dentaire qui, depuis, se sont reproduits souvent; les dents se sont cariées peu à peu; cependant celles du maxillaire inférieur sont encore fort belles. A la mâchoire supérieure, les altérations ont débuté, il y a dix ans, par les petites molaires droites; puis les grosses molaires gauches, celles que l'ulcération remplace maintenant, se sont prises à leur tour; leur couronne a disparu morceau par morceau et sur le pourtour de leurs débris s'était formé un bourrelet fongueux d'où s'écoulait dans la succion, pendant les efforts de toux et la mastication, une certaine quantité de sang; d'ailleurs le malade souffrait fort peu; à peine éprouvait-il une sensation lente et sourde, mais pas d'élancements ou de vives irradiations; au demeurant plutôt une gêne qu'une douleur aiguë.

C'est alors que vers la fin de mars 1876, et sur le conseil de son médecin, qui ne voyait pas guérir les fongosités gingivales, il se fit enlever les racines des trois grosses molaires perdues au milieu des bourgeons; l'extraction fut très-douloureuse et s'accompagna d'une véritable hémorrhagie, qui cessa bientôt, mais pour reparaître, et pendant plusieurs jours l'écoulement fut presque continu. Peu à peu il se modifia et devint franchement purulent. La bouche était le siége d'une saveur insupportable et l'haleine fétide au point de gêner le malade et ceux qui l'entouraient.

Lorsque, trois mois après, il se présenta à notre observation, nous constatons que les lésions sont limitées au maxillaire supérieur; encore cet os n'est-il envahi, du moins en apparence, que dans l'espace restreint qui, sur le rebord de l'alvéole gauche, s'étend en arrière de la deuxième petite molaire. Cette dernière est saine et nullement ébranlée. Quant aux grosses molaires, nous savons que c'est à la suite de l'extraction de leurs racines que sont survenus les hémorrhagies, l'écoulement de matières purulentes et l'ensemble des symptômes actuels. Le rebord de l'alvéole est détruit en ce point : aussi l'ulcération fongueuse qu'il nous reste à décrire semble-t-elle à peu près sur le même plan que la voûte palatine. Cette ulcération occupe strictement la place des trois grosses molaires gauches. Elle est allongée suivant la direction de l'arcade dentaire et son diamètre antéro-postérieur mesure 45 millimètres tandis que le transversal n'en a que 10 à 12 environ.

Elle est excavée à son centre, mais au premier abord on n'y soupçonne pas d'orifice ; pour trouver l'ouverture il faut, avec un instrument mousse écarter les deux lèvres de l'ulcération dont l'une, l'externe, est à peine saillante et ne forme qu'un mince bourrelet déchiqueté dans le sillon gingivo-labial, tandis que l'interne est plus épaisse, mamelonnée et recouverte de bourgeons irréguliers. On reconnaît par cette simple exploration que l'ulcération n'est en définitive que l'orifice fistuleux d'une cavité fort spacieuse et creusée dans l'épaisseur du maxillaire supérieur. Cette cavité s'étend plus profondément en arrière où la sonde s'enfonce à plus de quatre centimètres qu'en avant où elle n'atteint pas trois centimètres et demi. La sonde joue plus facilement dans le sens antéropostérieur que latéralement où le bec se butte contre les parois fort rapprochées l'une de l'autre ; du reste, dans ces diverses explorations le stylet ne donne nulle part la sensation d'une surface osseuse dénudée, mais bien celle d'une membrane irrégulière, fongueuse et mamelonnée comme l'orifice alvéolaire.

Le maxillaire supérieur aux dépens duquel est creusée cette cavité ne nous semble pas déformé ; à l'extérieur du moins nous ne trouvons aucune saillie anormale ; à ce niveau la pression sur les téguments ne réveille pas de douleur et le malade n'accuse guère qu'un malaise assez intense, une souffrance sourde qui disparaît le matin lorsque le pus accumulé pendant la nuit s'évacue par l'ouverture gingivale. Nous ne constatons rien de spécial du côté des fosses nasales ; les cornets ne paraissent pas déviés et le malade nous affirme que jamais il n'a mouché de pus ou de sang ; jamais les liquides de la cavité ne se sont fait jour au niveau des méats. En revanche, l'écoulement par la bouche est à peu près continu ; tantôt le pus est franchement jaune ; tantôt il est brunâtre et coloré par du sang altéré, le plus souvent il est mélangé de liquide salivaire et chargé de débris fétides que M. le docteur Nepveu a examiné au microscope ; M. Nepveu y a nettement reconnu l'existence des globes épithéliaux caractéristiques.

M. Verneuil songeait à une opération radicale et pour débarrasser le malade il voulait lui proposer l'ablation du maxillaire supérieur, mais l'existence d'une masse ganglionnaire en avant des vaisseaux carotidiens lui a fait bien vite abandonner ce projet : un traitement purement palliatif a donc été prescrit et notre malheureux malade a regagné les Vosges, son pays.

Mieux encore que dans la première observation nous verrons, dans la seconde, la rapidité d'évolution de l'épithéliome cavitaire du maxillaire supérieur. Les opérations successives qui furent pratiquées n'ont eu pour résultat que de hâter la terminaison fatale, survenue au moment où la troisième tentative d'extirpation allait être faite.

OBSERVATION II. — *Epithélioma cavitaire du maxillaire supérieur ayant débuté par des douleurs intenses avec des exacerbations nocturnes. — Profonde cavité creusée dans l'épaisseur du maxillaire et tapissée de bourgeons épithéliaux. — Sur le rebord alvéolaire, orifice fistuleux d'où s'écoule un liquide sanieux et du pus. — Opérations multiples. — Examen histologique démontrant l'existence de globes épidermiques. — Récidives. — Mort.* (Thèse de Jacquelin.)

Elisa Droguet, sans profession, âgée de 59 ans, entrée le 30 mars 1875 dans le service de M. VERNEUIL, pour une affection du maxillaire supérieur.

Cette femme a toujours été bien portante ; il n'existe, dans ses antécédents ni syphilis, ni scorbut ; elle est mariée et a eu quatre enfants dont trois sont morts scrofuleux à un âge peu avancé ; le dernier survivant est lui-même scrofuleux ; son père est mort accidentellement ; quant à sa mère, elle a vécu jusqu'à 80 ans ; on ne peut trouver dans la famille aucun vestige cancéreux.

Elle a toujours eu de très-mauvaises dents : celles de la mâchoire supérieure se sont détruites une à une ; la dernière a été arrachée il y a 4 ans environ. Un appareil dentaire a été posé qui bientôt a déterminé une vive irritation des gencives. Cependant, malgré ses souffrances, la malade conservait encore son râtelier, lorsqu'au mois de janvier dernier, trois mois avant son entrée à l'hôpital, elle fut prise de douleurs violentes qui, de la mâchoire supérieure, s'irradiaient vers la cavité orbitaire et le conduit auditif. Elles étaient beaucoup plus intenses la nuit que le jour, et violentes au point d'empêcher le sommeil. C'est vers cette époque que la malade en promenant la langue sur le bord alvéolaire du maxillaire supérieur reconnut l'existence d'un gonflement anormal. Elle consulta un dentiste qui explora la mâchoire avec un stylet et aurait, dès cette époque, prononcé le mot de cancer. La malade se décida alors à se présenter à l'hôpital et M. Verneuil l'admit dans ses salles.

On constate à gauche, au niveau de la première grosse molaire, un orifice étroit limité par un rebord fongueux et qui laisse pénétrer un stylet à une profondeur de trois à quatre centimètres.—M. Verneuil, dont l'attention n'était pas encore attirée sur cette variété de tumeur, crut à une nécrose circonscrite du bord alvéolaire. Il voulut extraire le séquestre et pour le mettre à nu incisa la muqueuse autour de la fistule et la décolla, mais au lieu de trouver une portion osseuse malade, le doigt pénétra dans une cavité anfractueuse, couverte de bourgeons charnus qui furent enlevés à l'aide d'un instrument mousse. M. Longuet en pratiqua l'examen histologique et reconnut qu'il s'agissait d'un épithélioma papillaire à éléments plus petits que ceux qu'on rencontre ordinairement; plus tard, M. Nepveu qui fit le même examen sur une végétation récidivée, enlevée d'un coup de ciseaux par M. Verneuil, retrouva, lui aussi, les mêmes amas épithéliaux contenant des globes épidermiques.

L'opération incomplète de M. Verneuil n'apporte aucune modification dans la marche de la tumeur. Par l'orifice s'écoulait, d'une manière continue, une eau rousse, fétide, tenant quelques détritus en suspension; un liquide tantôt sanieux, tantôt purulent et toujours d'une odeur repoussante; des végétations rouges, molles, un peu saignantes se développent sur le pourtour de l'orifice fistuleux qu'elles limitent; les douleurs sont toujours très-vives, lancinantes et s'irradient vers l'œil et l'oreille, surtout pendant la nuit. La joue est rouge, tuméfiée, soulevée par la tumeur; à son niveau la moindre pression est douloureuse. M. Verneuil renouvelle sa première opération; il met à nu la cavité et en rugine les parois recouvertes de bourgeons charnus exubérants. La paroi interne lui parut fort épaisse, aussi renonça-t-il à sa première opinion d'après laquelle cette cavité n'était autre que le sinus maxillaire.

Peu de jours après, la tumeur récidive avec plus de violence; M. Verneuil propose alors une opération radicale : il enlève la plus grande partie du maxillaire, mais il ne peut cependant poursuivre la tumeur dans tous ses prolongements. La malade perdit une quantité de sang assez considérable; les jours suivants, elle se plaignit de douleurs atroces dans le pharynx, de dysphagie et, le 16 juin, elle succombait, deux mois et demi après son entrée à l'hôpital, six mois après le début probable de son épithélioma. Il ne fut pas possible de déterminer nettement la cause de sa mort et l'autopsie ne put être pratiquée.

Au premier abord, on pourrait croire que ces singulières tumeurs ont pour origine le sinus maxillaire. Leur siége à la mâchoire supérieure, leur nature épithéliale, l'existence d'une cavité profonde éveillent naturellement cette idée. Ne serait-ce donc pas une variété spéciale d'épithélioma du sinus et différente de la forme ordinaire en ce que, au lieu d'obstruer l'antre d'Highmore de ses végétations, elle en tapisserait simplement les parois sans en remplir la cavité ?

Non, car dans ce cas nous eussions eu des déformations des cornets et de la cloison, des épistaxis et l'écoulement par le nez de liquides sanio-purulents ; ce sont là des signes de premier ordre et sur lesquels insistent, dans leurs thèses, MM. Fourdrignier et Jacquelin. Et puis, comme le revêtement du sinus est un épithélium cylindrique, l'examen au microscope nous eût donné sans doute non pas ces globes épidermiques et ces amas stratifiés qui naissent le plus souvent sur des muqueuses à épithélium pavimenteux, mais bien plutôt des éléments cylindriques analogues à ceux qui tapissent le sinus. Enfin M. Verneuil — et cette preuve nous suffirait — a dans un cas mis à nu la tumeur ; il a ouvert sa cavité, il en a ruginé les parois, et après cet examen direct, il rejeta sa première hypothèse d'après laquelle l'épithélioma aurait pris naissance dans l'épaisseur du sinus maxillaire.

Aussi a-t-il adopté promptement une nouvelle interprétation. — Il n'est pas rare, lorsqu'on pratique l'avulsion d'une dent, d'enlever avec elle de petits kystes pyriformes appendus aux racines. Ces kystes ont l'aspect d'un ballonnet rempli de liquide, d'une vésicule blanchâtre du volume d'un pois à celui d'une cerise ; leur surface interne est recouverte d'un épithélium pavimenteux stratifié. M. Magitot, qui en a fait une étude spéciale, les désigne sous le nom de « kystes périostiques. » D'après cet auteur ils se développeraient à la suite d'un décollement du périoste alvéolaire : sous l'influence d'une légère inflammation ou même d'un traumatisme, ce périoste se détacherait ; une exsudation purulente ou séreuse se ferait qui séparerait de plus en plus la racine de son périoste, et le kyste, agrandi par la résorption progressive des os qui l'environnent, serait alors constitué par une poche membraneuse au milieu de laquelle pointerait la racine dénudée de la dent.

Cette théorie est passible de graves objections ; il est des cas dans lesquels les conditions étiologiques invoquées par M. Magitot manquent complétement ; il n'y a pas eu de traumatisme, de tentatives d'extraction ; il n'existe pas sur la dent, saine de sa racine à sa couronne, la moindre trace inflammatoire. Et puis la naissance sur le périoste d'un épithélium stratifié qui se formerait de toutes pièces dans le cours d'une inflammation, est pour le moins exceptionnelle. Il se peut que l'opinion des auteurs, de Tiersch en particulier, qui veulent que tout épithélium naisse d'un épithélium soit trop absolue, et l'on a dit que les bourgeons charnus et les fistules peuvent se recouvrir de cellules épithéliales ; mais ces cas sont fort rares et une théorie sérieuse ne saurait s'étayer sur des faits douteux ou exceptionnels. Aussi avant d'accepter l'opinion de M. Magitot, nous voudrions qu'il nous citât plusieurs observations d'abcès dont la membrane limitante se soit recouverte d'épithélium.

Ne serait-il pas plus simple d'expliquer avec M. Verneuil l'origine de ces kystes et de leur épithélium par un état embryonnaire persistant?... Toutes les fois que des éléments se développent dans un tissu qui, d'ordinaire, n'en contient pas, il faut rechercher si, à quelque période de l'état embryonnaire ou fœtal, ces éléments n'existent pas d'une manière normale : ils ont été par mégarde oubliés dans l'organisme, mais tout à coup ils se réveillent et l'on voit naître une tumeur qu'aucun lien apparent ne rattache aux tissus qui l'environnent. N'est-ce pas à cette méthode que nous devons nos notions les plus exactes sur certains kystes de l'ovaire et du cordon, sur les fistules congénitales, les tumeurs dermoïdes et — pour ne pas quitter les maxillaires qui nous occupent maintenant — sur les kystes des alvéoles?

On peut voir dans les planches annexées au remarquable mémoire de MM. Magitot et Legros « *Sur l'origine et la formation du follicule dentaire* » des traînées épithéliales en plus ou moins grand nombre qui parcourent les tissus du maxillaire. Parfois, elles s'anastomosent entre elles en un véritable réseau ou se terminent par des extrémités arrondies ; parfois, une portion semble s'être détachée d'une traînée voisine et se présente sous l'aspect d'un globe épidermique isolé. Leur origine est maintenant très-connue : lorsque le follicule dentaire se referme sur les éléments de la dent future qu'il entoure en entier, il rompt en un point le cordon qui soutient l'organe de l'émail; aussitôt ce cordon bourgeonne dans sa portion libre et, par une sorte de rivulation, pousse en divers sens des prolongements qui le font assez bien ressembler à un delta sillonné par des bras en grand nombre. Ce bourgeonnement s'observe d'ailleurs aussi bien pour le cordon primitif que pour le cordon secondaire ; pour celui des dents temporaires que pour celui des dents permanentes. Il est vrai que ces débris épithéliaux se résorbent d'une manière graduelle au moment de l'éruption de la dent, mais quelques vestiges peuvent persister ici, comme pour le testicule et l'ovaire persistent le *corps de Giraldès* et l'*organe de Rosenmüller*. Ne serait-ce pas eux que Serres, puis Kölliker et Bowman ont décrit dans l'épaisseur de la muqueuse sous le nom de glandes tartriques ? Cette opinion nous paraît très-vraisemblable.

Nous voici maintenant en possession de l'organe embryonnaire dont la persistance anormale pourra nous expliquer
l'apparition chez l'adulte de toutes les tumeurs épithéliales
du maxillaire. L'épithélioma central de cet os ?... mais pour
qu'il se produise il suffit simplement que les globes épidermiques végètent et envahissent les tissus ambiants. — Les
kystes périostiques de Magitot ?... mais au lieu d'invoquer
une inflammation hypothétique n'est-il pas plus naturel de
croire à une dilatation des cylindres épithéliaux qui se rem-
plissent de sérosité ? C'est du moins ainsi que les choses
se passent dans le « *corps de Giraldès* » lorsque, par un développement anormal, il donne naissance aux hydrocèles
enkystées du cordon. Maintenant, que ces kystes du maxillaire s'agrandissent par la résorption des parois osseuses ;
que l'épithélium qui les tapisse végète comme il végète parfois dans les glandes sébacées et notre épithélioma cavitaire
sera constitué !

Telle est, d'après nous, la pathogénie véritable de l'épithélioma térébrant du maxillaire supérieur. Nous tenons
à notre hypothèse car elle a, du moins, l'avantage d'expliquer l'apparition de cette tumeur singulière d'après les lois
ordinaires de la pathologie générale. Rien n'est en effet
mieux connu que la production des kystes aux dépens d'or-
ganes embryonnaires oubliés pour ainsi dire au milieu
des tissus adultes et nous avons cité comme exemple les
kystes du ligament large et du cordon ; nous pourrions
ajouter les odontômes, certains kystes du cou et de la
queue du sourcil. Voilà pour le premier point. — Le second
ne nous paraît pas moins bien établi, car on ne compte
plus les cas où des tumeurs épithéliales ont pris naissance
sur les parois de cavités kystiques, de tannes, de glandes
sébacées ou même sur le revêtement des bourses séreuses
normales ou anormales. Tout récemment encore, on nous
parlait d'une curieuse observation d'épithéliome développé
dans un vieil hygroma prérotulien. — Ainsi, organe em-

bryonnaire préexistant, cavité kystique secondaire, prolifération exagérée des cellules pariétales du kyste, telles sont les trois étapes que semble parcourir notre épithélioma cavitaire.

CONCLUSIONS.

Les trop longs développements qui précèdent peuvent se résumer en trois propositions fort courtes :

1° Le maxillaire peut être le siége d'épithéliomas à marche rapide, caractérisés par une cavité spacieuse et tapissée de bourgeons exubérants.

2° Il est probable que ces épithéliomas cavitaires ont pour origine les kystes si fréquemment appendus aux racines des dents.

3° Ces kystes eux-mêmes, ainsi que les épithéliomas ordinaires des mâchoires, naîtraient des débris épithéliaux, vestige du bourgeonnement des cordons des dents temporaires et permanentes.

BIBLIOGRAPHIE.

BROCA. *Des odontômes en général, Traité des tumeurs.*

FOURBRIGNIER. *Des tumeurs solides du sinus maxillaire.* Thèses de Paris, 1868.

GUILLAUME. *Tumeurs malignes du maxillaire supérieur.* Thèses de Paris, 1875.

GUYON. Article *Maxillaire* (pathologie), *Dictionnaire de Dechambre.*

JACQUELIN. *Etude sur l'épithélioma des maxillaires.* Thèses de Paris, 1875.

MAGITOT. *Mémoires sur les kystes des mâchoires (Archives générales de médecine, 1872 et 1873).*

MAGITOT et LEGROS. *Origine et formation du follicule dentaire chez les mammifères (Journal de l'anatomie et de la physiologie de Robin, 1873).*

VERNEUIL, Clinique inédite, 1876.

Versailles, — Imp. Cerf & Fils, 59, rue Duplessis.